ÉTUDE

DE QUELQUES POINTS

DE L'URÉMIE

(CLINIQUE. THÉORIES. EXPÉRIENCES.)

Leçons faites à l'Hôtel-Dieu les 12 et 14 mars 1873

Par M. le Professeur BÉHIER

RECUEILLIES PAR

H. LIOUVILLE & L. STRAUSS
Chef de laboratoire.   Chef de clinique adjoint.

PARIS

Aux bureaux du PROGRÈS MÉDICAL   P. ASSELIN, libraire-éditeur
6, rue des Écoles, 6.   Place de l'École-de-Médecine

1873

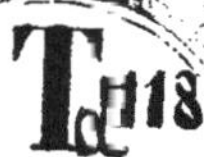

PUBLICATIONS DU *PROGRÈS MÉDICAL*

ÉTUDE

DE QUELQUES POINTS

DE L'URÉMIE

(CLINIQUE. THÉORIES. EXPÉRIENCES.)

Leçons faites à l'Hôtel-Dieu les 12 et 14 mars 1873

PAR M. LE PROFESSEUR BÉHIER

RECUEILLIES PAR

H. LIOUVILLE & **L. STRAUSS**
Chef de laboratoire.   Chef de clinique adjoint.

PARIS

Aux bureaux du PROGRÈS MÉDICAL   P. ASSELIN, libraire-éditeur
6, rue des Écoles, 6.   Place de l'École-de-Médecine.

1873

ÉTUDE

DE

QUELQUES POINTS DE L'URÉMIE

(Clinique. — Théories. — Expériences.)

Messieurs,

Vous avez pu voir dans nos salles, et nous avons étudié ensemble dans nos dernières leçons trois cas différents d'albuminurie. Rien à mon sens n'est aussi utile et aussi instructif que de réunir plusieurs exemples d'un même symptôme et d'examiner les conditions spéciales qui président à son développement et en modifient souvent la valeur et la signification. Le premier malade dont je vous ai entretenus et qui était couché au lit n° 23 de la salle Ste-Jeanne a présenté la forme bénigne, facilement curable de la maladie. Cet homme, vous vous le rappelez, s'étant refroidi à la suite d'une libation, fut pris de frisson, de malaise, d'anasarque et d'albuminurie. Au bout de 10 jours, à la suite de l'administration de bains de vapeur et de pilules de tannin, l'œdème se dissipa, l'albumine disparut des urines et le malade quitta nos salles complétement guéri. Nous avons eu affaire là à une albuminurie aiguë bénigne, transitoire, correspondant à une lésion superficielle et facilement réparable des reins, à une néphrite catarrhale simple. L'examen microscopique des urines nous a autorisé avec presque autant de certitude que si nous avions eu les pièces anatomiques sous les yeux, à affirmer que

cette lésion consistait en une simple desquammation catarrhale des tubuli du rein. Cette chute de l'épithélium a
permis la transsudation d'une certaine quantité de l'albumine du sérum sanguin ; en outre, un plus ou moins
grand nombre de tubes, obstrués d'abord par les produits
de cette prolifération cellulaire, n'ont pu sécréter l'urine
qu'imparfaitement ; de là la diminution de ce liquide. Bien-
tôt les canalicules se sont désobstrués, l'épithélium de
revêtement s'est restauré, la sécrétion et la circulation urinaires se sont rétablies.

Au lit n° 9 de la salle St-Antoine, vous avez pu observer
une forme analogue mais qui établit en quelque sorte une
transition avec les formes les plus graves, avec la maladie
de Bright véritable. La marche de l'affection était plus
lente et plus traînante ; l'urine contenait non-seulement
des cellules d'épithélium granuleux et des tubes également
granuleux, comme dans le cas précédent, mais en outre
quelques cylindres fibrineux et quelques tubes graisseux
ainsi que des globules rouges du sang, indices d'une phleg-
masie plus profonde et pouvant par conséquent être plus
durable ; enfin les symptômes eux-mêmes étaient plus
graves, la dyspnée était forte et des vomissements répétés
indiquaient une menace de la complication, dont je veux
surtout vous entretenir aujourd'hui, complication qui a
reçu le nom d'*urémie*.

Enfin, pour franchir un degré de plus, la malade qui
était couchée au lit n° 26 de la salle St-Antoine est un
exemple type de néphrite parenchymateuse profonde, de
maladie de Bright parvenue à son terme et qui nous présen-
tera tous les aspects variés que peut offrir cette redoutable
affection. Vous vous rappelez sans doute les symptômes
si caractéristiques offerts par cette malade ; le début de son
hydropisie remontait à deux ans ; elle s'était manifestée à
la suite d'une atteinte de scarlatine ; l'œdème considérable
et généralisé avait envahi les deux poumons ; la vue était
troublée et obtuse, les urines rares, chargées d'albumine,
pauvres en urée et en sels ; elles contenaient des tubes
hyalins et des cylindres graisseux. La malade vomissait
incessamment et les matières rendues, analysées à diver-

ses reprises par M. Ernest Hardy, contenaient une forte proportion d'urée. La température a toujours été basse, au-dessous de la normale (35°, 36°, 37° au plus). Cette température contrastait avec la grande accélération du pouls et elle s'est maintenue abaissée malgré l'existence d'une pneumonie ultime. J'ai aussi appelé votre attention sur la tendance invincible au sommeil que présentait cette malade, somnolence interrompue quelquefois par des accès d'agitation et de vive céphalalgie. La malade a fini par succomber dans le coma après avoir passé par toutes les phases de l'empoisonnement urémique. Vous vous rappelez les lésions profondes et complexes que l'examen microscopique des reins de cette malade nous a révélées. Les tubes urinifères étaient remplis de moules hyalins et de cellules de revêtement en voie de régression graisseuse. Les glomérules de Malpighi, graisseux aussi et tellement ratatinés que leur volume était considérablement diminué. Le tissu connectif interstitiel était hyperplasié et envahi par une sclérose véritable. De plus, l'atrophie et l'altération régressive des éléments sécréteurs, tubes et glomérules étaient évidentes et déterminées à la fois et par un travail propre, parenchymateux et par la compression qu'exerçait la sclérose interstitielle. Mais nous avons surtout appelé votre attention sur une troisième lésion que nous avons constatée avec M. H. Liouville et qui est encore venue aider à la conversion stéateuse si visible sur le rein de cette femme ; je veux parler d'une modification pariétale des vaisseaux poussée quelquefois très-loin et que vous constaterez comme nous, d'une façon irrécusable, sur les préparations qui vous seront expliquées au laboratoire. Cette altération frappe surtout les artérioles : leur volume est conservé, mais la lumière est effacée et ne permet plus l'abord du sang ; bref, ces vaisseaux présentent ainsi une véritable ENDARTÉRITE OBLITÉRANTE, fait anatomique curieux et que Johnson a signalé aussi mais sur lequel on n'insiste pas assez, selon moi, dans l'histoire de la lésion brightique. Il ne me paraît pas douteux que cette altération vasculaire et l'ischémie qu'elle entraîne à sa suite n'entrent, pour une part considérable, dans la production de la stéatose qui est le fait anatomique dominant dans cette forme de la maladie.

Mon intention, aujourd'hui, n'est pas d'insister uniquement sur ces particularités anatomiques, quelqu'intéressantes qu'elles soient ; j'ai tenu cependant à vous les rappeler car elles nous serviront à l'interprétation de certains symptômes graves, qui ont pu être relevés chez cette dernière malade et que l'on désigne en clinique sous le nom d'*accidents urémiques*.

Deux conditions fondamentales peuvent donner naissance à cet empoisonnement particulier que faute d'un mot plus précis l'on appelle urémie : 1° l'absence de sécrétion par cessation des fonctions spéciales du rein ; 2° l'absence d'excrétion de l'urine déjà formée par obstacle à son cours. On a voulu, comme nous le verrons tout à l'heure, établir des différences symptomatiques et cliniques entre ces deux groupes de faits et les distinguer non-seulement quant à la cause, mais aussi quant à la forme des accidents, dont les uns rentreraient proprement dans l'*urémie*, les autres dans ce qu'on a appellé l'*urinémie*. Plus tard nous verrons ce qu'il faut penser à ce sujet.

On range habituellement le rein parmi les glandes et l'on parle de *sécrétion rénale* ; il importe, messieurs, de bien s'entendre à cet égard, et de bien apprécier la fonction physiologique du rein. Or, tout semble montrer qu'il ne constitue pas, à proprement parler, une glande. Par ce mot on désigne un organe puisant dans le sang certains éléments, les modifiant, les élaborant d'une façon spéciale et donnant ainsi naissance à un produit nouveau, qui ne préexistait pas dans le liquide sanguin et qui est doué d'activités particulières ; c'est là ce qui constitue la *sécrétion*. Ainsi, la bile n'est pas préformée dans le sang ; elle résulte de l'activité spéciale de certaines cellules du parenchyme hépatique qui seules peuvent donner naissance à ce produit, et seules peuvent sécréter de la bile. Que l'on enlève le foie chez un animal, on pourra constater l'accumulation dans le sang de matériaux de toutes sortes, mais jamais on n'a pu y retrouver la présence de l'élément caractéristique de la bile, des acides biliaires.

L'urée, au contraire, préexiste dans le sang ; elle ne se forme pas dans les reins, mais bien partout où se passent des combustions organiques, c'est-à-dire dans la profondeur de tous les tissus. Le rein ne la forme point, ne la *secrète* point, dans l'acception rigoureuse et physiologique du mot ; il la sépare du sang, non pas en vertu d'une élaboration spéciale, mais par une sorte de travail de *filtration*.

Tout trouble apporté au fonctionnement rénal a donc pour résultat, non pas la suppression d'une sécrétion mais celle d'une élimination émonctoire et la rétention dans le sang de principes destinés à être rejetés de l'économie. C'est cette rétention, cette accumulation par laquelle le sang est vicié, qui est le fait essentiel et le fond même de ce qu'on a appelé l'urémie. Toute circonstance qui amène la diminution ou la suppression de l'activité rénale, aboutit fatalement à cette rétention des matériaux dont l'élimination est si nécessaire à l'intégrité de l'économie. Comme le fait très-bien observer Brücke, l'étendue de la lésion rénale est souvent à ce point de vue plus importante que sa profondeur. L'altération anatomique a beau être très-superficielle, facilement réparable, si en même temps elle est très-étendue, si elle intéresse une notable partie des tubes de l'un et l'autre rein, la filtration de l'urine sera incomplète, l'émonction insuffisante, et les phénomènes graves que nous étudions ici éclateront. Inversement une partie considérable ou la totalité même d'un rein peuvent être le siége de lésions profondes et irréparables, pourvu que la partie restée saine ou que le rein non altéré continuent à fonctionner, ces parties suppléeront au fonctionnement de celles qui sont altérées et assureront une dépuration suffisante du sang. On s'explique ainsi pourquoi certaines suppurations rénales, certains cancers d'un de ces organes peuvent être parfaitement tolérés, sans jamais provoquer d'accidents dits urémiques, qui au contraire éclateront avec violence à la suite d'une simple néphrite catarrhale alors qu'elle occupera la surface totale des deux reins.

L'urine, dans la plupart de ces cas, est diminuée de quantité ; néanmoins il peut se faire que cette quantité atteigne presque le chiffre normal, qui est de 1,200 à 1,400 grammes dans les 24 heures. Mais, dans ces cas, on constate des modifications dans la composition des urines, modifications qui seules sont importantes et décisives. Au lieu de 30 à 32 grammes d'urée, les urines des 24 heures n'en contiendront que 20, 10, 7 même. Les chlorures baissent dans la même proportion et, fait qui se retrouve dans les inflammations, le chiffre de ces chlorures tombe de 11 grammes à 2 ou 1 gramme ; il en est de même des phosphates. En revanche, selon Schottin et Chalvet, il y aurait une augmentation notable des matières dites extractives. Dans la grande majorité des cas, l'urine contient de l'albumine, dans la proportion de 5 à 25 grammes (Frerichs).

La densité de cette urine est diminuée ; de 1,025 qui est le chiffre normal, elle tombe à 1,015, à 1,008. Cette donnée densimétrique, si commode à obtenir au lit du malade, est sans doute, j'insiste sur ce point, d'une grande utilité clinique ; seulement il ne faut pas s'en tenir exclusivement à cette constatation pure et simple, mais toujours recourir à une analyse chimique rigoureuse, qui seule fournit une donnée scientifique.

L'acidité des urines est généralement affaiblie, excepté au début de la maladie. Notons aussi que si la présence de l'albumine dans l'urémie est un fait habituel, ce n'est pas un fait constant et qu'elle peut faire défaut. Je ne vous redirai pas ici comment la présence de l'albumine peut être constatée. Je vous ai déjà enseigné les divers procédés en usage et M. E. Hardy, au laboratoire, vous a savamment exposé ce côté chimique et expérimental de la question.

Etudions maintenant les phénomènes qui caractérisent l'épuration incomplète du sang par arrêt des fonctions rénales.

Sans chercher en ce moment à interpréter les faits, et abstraction faite de toute opinion sur ce qui se passe alors, nous allons avant tout étudier la marche et les caractères des symptômes qui résultent de cette absence d'épuration du sang. La forme en est aiguë ou chronique.

Dans la forme aiguë, les accidents surviennent le plus

souvent sans prodrômes, d'une façon soudaine. Lorsque des prodrômes existent, ils consistent en une céphalalgie souvent opiniâtre, tantôt frontale, tantôt occipitale; on a voulu faire de cette dernière variété de céphalalgie l'avant-coureur spécial des accidents à forme convulsive; c'est là une opinion que rien ne justifie, et la céphalalgie frontale tout aussi bien que la céphalalgie occipitale peut être suivie d'accidents à forme convulsive. On constate en même temps de l'insomnie, de l'agitation nocturne qui contraste avec l'apathie habituelle du malade, dont le corps aussi bien que l'intelligence sont somnolents et engourdis : la pensée et les mouvements sont paresseux, la mémoire lente, l'ouïe obtuse.

Quelquefois la scène s'ouvre par un phénomène brusque, la *perte subite de la vue*. Il importe de ne pas confondre cette cécité brusque avec l'amaurose qui accompagne souvent la maladie de Bright chronique, laquelle développée lentement se dissipe lentement aussi et est liée à des lésions rétiniennes faciles à reconnaître à l'ophthalmoscope. Ici, au contraire, on ne trouve pas de lésion appréciable de la rétine ; l'amaurose survient et disparaît inopinément. Vous avez vu que ce fait s'était produit chez un de nos malades couché au n° 31 dans une attaque éprouvée il y a 7 ans et dont il donne le récit le plus clair et le plus exact.

Souvent les prodrômes consistent en des *vomissements* répétés, qui ne s'expliquent par aucune lésion de l'estomac et qui sont en même temps un mode de dépuration pour l'économie. D'autres fois, au contraire, on constate la suppression brusque d'une diarrhée ou de vomissements habituels ; il importe beaucoup, messieurs, de se méfier de la cessation de ces actes d'émonction supplémentaire que nous retrouverons tout à l'heure et dont nous établirons l'importance et la signification ; cet arrêt des symptômes gastro-intestinaux est, en effet, souvent l'indice de l'imminence des accidents.

D'autres fois ce sont quelques *convulsions* locales qui constituent les seuls avant-coureurs.

Les prodrômes, vous le voyez, sont assez variables.

On s'est posé une question particulière et on s'est demandé s'il existait quelque rapport entre la marche de l'hydropisie et le développement des accidents nerveux que nous examinons en ce moment. Ce serait en effet une remarque précieuse pour le diagnostic que l'existence d'un rapport bien établi entre ces deux ordres de symptômes. Quelques auteurs ont avancé que la diminution de l'anasarque était le signal du développement des accidents nerveux. Il s'en faut que cela soit bien établi. Ce qui ressort de l'étude de ce point de pathologie c'est que la marche de l'hydropisie généralisée est sans effet sur la production des accidents dits urémiques ; ils sont en effet observés avec ou sans diminution de l'anasarque.

Au lieu d'être précédée de prodrômes comme nous venons de l'indiquer, quelquefois la maladie éclate d'emblée, ce qui expose à des erreurs fâcheuses d'interprétation et de diagnostic. Quel que soit le mode de début, elle présente des allures très-variées et qu'on peut ranger sous trois formes principales : 1° la forme *convulsive* ; 2° la forme *comateuse* ; 3° une forme *mixte* ; enfin, M. Fournier a proposé de comprendre dans une 4e classe les *formes rares*.

En résumé, grande mobilité et combinaisons multiples des symptômes entre eux, mais toutes ces formes révélant un trouble cérébral plus ou moins profond, telle est la caractéristique de la maladie ; nous aurons du reste occasion de revenir sur cette variabilité d'expression, alors que nous essayerons de nous rendre compte de la signification du processus.

1° *Forme convulsive*. Elle se présente avec trois variétés ; la première est la variété *éclamptique* qui est caractérisée par une perte brusque de connaissance, avec convulsions toniques d'abord, puis cloniques, suivies de somnolence, de coma et de respiration stertoreuse, bref un syndrome rappelant tout-à-fait l'attaque épileptique franche. Cependant une analyse plus fine permet de saisir certaines différences.

Par exemple, le cri initial de l'épilepsie, ce cri terrible et qui impressionne si profondément, fait défaut dans l'urémie convulsive ; la pâleur de la face, au début de l'accès, ne semble pas aussi grande que dans le mal comitial quoique cependant un certain nombre d'auteurs aient insisté sur la présence de ce système dans les accès éclamptiques de la maladie de Bright.

Un signe distinctif plus important et plus constant, c'est l'absence de la prédominance unilatérale des convulsions ; en outre, dans l'attaque brightique, le pouce n'est pas en pronation forcée dans la paume de la main. Dans l'épilepsie la sensibilité réflexe des muqueuses persiste ; elle est abolie dans l'éclampsie urémique ; dans celle-ci la perte de connaissance est, en général, moins longue, moins profonde et peut même manquer absolument, l'attaque se bornant alors à des convulsions cloniques. L'écume de la bouche et la morsure de la langue manquent habituellement dans l'accès urémique ; néanmoins ces symptômes peuvent s'observer quelquefois (Cas de Kien. — *Gaz. Méd.* de Strasbourg, 1865, nº 1; p. 12).

Habituellement, les convulsions cloniques sont *générales* ; néanmoins les convulsions locales ne sont pas aussi rares que le pensent MM. Lasègue et Sée, et pour ma part j'ai vu de véritables accès d'éclampsie consistant en simples convulsions locales, comme dans certaines variétés du *petit mal* épileptique.

D'autres fois ce sont de vraies attaques de *tétanos*, avec opisthotonas et trismus ; c'est là une variété très-rare, mais qui a été observée.

En résumé, la forme convulsive comprend trois variétés qui sont les formes éclamptiques, la forme convulsive locale et la forme tétanique.

On a dit que dans l'urémie ces attaques ne se produisaient qu'une ou deux fois dans les 24 heures, tandis qu'elles seraient plus multipliées dans l'éclampsie puerpérale. Cette règle est vraie généralement, mais elle comporte des exceptions.

Ainsi M. Lasègue a vu des accès urémiques très-fréquents et presque subintrants dans un cas où la guérison a été obtenue; des accès multiples dans les 24 heures sont pareillement notés dans l'observation de M. Cornillon, cité dans le remarquable travail de M. Bourneville (*Etudes cli-*

niques et thermom. sur les maladies du système nerveux).

Moi-même, j'ai été témoin de faits analogues à l'hôpital des enfants, dans des cas d'éclampsie urémique survenus à la suite de scarlatine.

Quand les attaques sont ainsi répétées, le coma consécutif ne se dissipe point entre les attaques, il en remplit les intervalles. Ce sont là véritablement des formes mixtes, montrant en quelque sorte le lien qui unit la forme convulsive avec la forme comateuse.

Forme comateuse. Le coma, qui est l'aboutissant habituel de la forme convulsive peut être primitif et se montrer d'une façon très-brusque ; il est *incomplet*, consistant en une simple somnolence, ou *complet* ; c'est dans ce dernier cas surtout qu'il est subit et qu'il a une signification très-grave ; la face est pâle, l'insensibilité absolue ; les pupilles tantôt normales, tantôt dilatées et paresseuses dans leurs mouvements sous l'influence de la lumière. Le malade est plongé dans le stertor, il ronfle ; Addisson insiste pour montrer que ce ronflement ne se produit pas de la même façon que dans l'épilepsie et dans l'apoplexie cérébrale ; dans ce cas, selon son observation, les malades ronflent du nez et de la gorge; dans l'urémie, le bruit est produit plus superficiellement, si l'on peut ainsi dire, et seulement par la projection des lèvres.

Autre caractère distinctif : L'insensibilité et la résolution musculaire du coma sont générales dans l'accès urémique et non pas hémiplégiques, comme dans l'apoplexie et généralement dans l'épilepsie.

Du reste, le coma urémique est très-insidieux dans sa marche. Il est des cas où il s'établit avec une brusquerie extrême laquelle est tout-à-fait propre à dérouter le diagnostic. Romberg, Gairdner (d'Edimbourg), citent des cas de coma d'emblée suivis de mort en moins de 2 ou 3 heures. John Moor, dans le *London Medical Gazette*, 1845, relate l'observation d'un ouvrier qui, se sentant pris de diarrhée, entra chez un pharmacien qui lui administra de la teinture de rhubarbe. A peine arrivé chez lui, il tomba dans le coma, en sortit pendant quelques heures, pour y retomber et mourir. Dans ce cas on crut à un empoisonnement par erreur de médicament, mais l'autopsie révéla les altérations d'une albuminurie très-avancée : reins brightiques, atrophiés, albumine dans les urines, urée dans le cerveau.

Remarquez en passant, Messieurs, combien ces faits sont instructifs au point de vue de la médecine légale.

Wieger (thèse de Picard : De la présence de l'urée dans le sang et de sa diffusion dans l'organisme ; faculté de Strasbourg 1856), cite l'histoire d'une femme qui ne présentait que des troubles gastriques légers, sans œdème, quand, d'une manière soudaine, elle fut prise de coma et succomba le lendemain. A l'ouverture, on trouva les reins atrophiés, les uretères du volume de l'intestin, la vessie hypertrophiée, le trigone épaissi. Le coma brusquement mortel résultait d'un trouble de l'excrétion urinaire.

La forme, dite *mixte*, offre les deux types mêlés, et c'est tantôt la forme convulsive, tantôt la forme comateuse qui prédomine.

Parmi les *types rares*, deux surtout sont intéressants. C'est d'abord le type *délirant*. Nous avons vu chez notre femme de la salle St-Antoine le délire venir compliquer le coma à titre de phénomène ultime ; quelquefois il complique aussi les convulsions. Mais il peut exister seul jusqu'à la fin et constituer une forme particulière, quoique rare, la *forme délirante*. Dans ces cas, tantôt le délire débute brusquement, tantôt il est précédé des prodrômes habituels de l'accès urémique, de céphalalgie, de troubles de la vue, de paresse de l'intelligence, de lenteur dans les mouvements.

Ce délire se présente habituellement sous la forme de *délire monotone*, excellente qualification due à Frerichs et que j'adopte volontiers, car elle indique bien la chasse perpétuelle aux idées et le marmottement incessant qu'offrent les malades.

Chez notre femme, le délire revêtait une forme lypémaniaque ; elle était poursuivie de conceptions tristes, appelant sans cesse au secours. Lasègue et Wunderlich ont décrit des formes franchement *maniaques*.

La deuxième forme rare est la *forme dyspnéique*. Les

uns la donnent comme très-rare, les autres comme assez commune.

Il importe tout d'abord de ne pas la confondre avec la dyspnée habituelle de la maladie de Bright, laquelle tient ordinairement à un œdème pulmonaire assez notable et plus rarement à l'œdème des replis aryténo-épiglottiques, à de l'endocardite ou de la péricardite. Cette dernière dyspnée est lente, progressive, plus ou moins intense selon l'intensité et les localisations de l'œdème brightique.

Il en est tout autrement dans la forme dyspnéique vraie de l'accès urémique. Là, la dyspnée survient brusquement, brutalement ; elle aboutit rapidement au coma terminal et elle peut tuer le malade en trois ou quatre heures. (Dans sa thèse, Paris, 1861, Pihan-Dufeillay relate une attaque mortelle en 4 heures). On a pensé que le coma qui termine presque toujours la scène tenait à l'insuffisance de l'hématose ; je suis porté à l'attribuer à un autre ordre d'influence sur lequel j'insisterai tout-à-l'heure. Mais je tiens à vous dire dès maintenant que dans l'interprétation de ces faits on a trop perdu de vue le trouble apporté dans le fonctionnement des centres nerveux respiratoires. Ainsi, j'ai été le témoin direct d'un fait de ce genre, qui, pour plus d'une raison, a fait une grande impression sur mon esprit. Le malade a été subitement saisi d'un accès de dyspnée terrible avec pressentiments funestes, anxiété extrême, crainte de mort imminente.

Or, à côté de ces signes fonctionnels si graves, c'est à peine s'il présentait un peu de toux et quelques râles disséminés dans le poumon gauche. Point de céphalalgie, point de phénomènes convulsifs. Il y a donc, dans ces cas, une disproportion énorme entre les signes physiques thoraciques et les phénomènes de la dyspnée qui est purement nerveuse.

Ces dyspnées peuvent du reste se dissiper aussi rapidement qu'elles s'établissent et si, dans le cas spécial, les lésions anatomiques du poumon avaient été en rapport avec les troubles fonctionnels subis par cet organe, à coup sûr, celui qui vous parle ne serait plus là pour vous faire ce récit.

Ces cas constituent donc de véritables dyspnées nerveuses. Il existe des observations où cette dyspnée extrêmement intense s'accompagnait d'une inspiration sifflante et d'une voix rauque, absolument comme dans l'œdème de la glotte.

Dans ces circonstances, Christison a vu deux fois pratiquer la trachéotomie, et dans les deux cas il n'y avait aucune trace d'œdème de la glotte.

Enfin, M. Jaccoud a décrit une forme dite *articulaire*, où les grandes articulations sont douloureuses comme dans le rhumatisme. Cette variété est extrêmement rare.

Toutes les formes que nous venons de passer en revue présentent une marche aiguë. Toutefois il en existe qui sont franchement chroniques et d'autres qui offrent une allure chronique interrompue par des accidents aigus. Cet état peut durer pendant deux ou trois mois, en alternant avec des rémissions et des retours vers la santé presque complète.

Les *vomissements* et la *diarrhée* peuvent être les seuls symptômes appréciables de l'urémie ; ils ont une grande valeur clinique moins comme signe de l'empoisonnement urémique qu'à titre d'émonction supplémentaire préservatrice. J'aurai à revenir sur ce point ainsi que sur la valeur de l'haleine et de la sueur dites ammoniacales.

Il est un signe diagnostique de la plus haute importance, un signe dirimant entre l'éclampsie albuminurique d'une part, l'accès épileptique et hystérique de l'autre ; c'est l'état de la température. Je fais allusion ici aux belles recherches de MM. Bourneville et Charcot, sur lesquelles je me plais à revenir et qui ont rendu singulièrement précis les termes de la question. Il résulte en effet de leurs observations et de celles moins complètes mais antérieures, de W. Roberts, de M. Hirtz et de Hutchinson, que l'accès urémique s'accompagne d'un abaissement notable de la température centrale; tandis que, au contraire, dans l'accès épileptique et hystérique on note de l'élévation de la température ; cette élévation, chose curieuse est la même dans l'éclampsie puerpérale, même quand elle s'accompagne de néphrite et d'albuminurie : constamment alors on observe une élévation de la température qui va croissant jusqu'à la mort.

Le thermomètre du reste sert alors non-seulement au diagnostic des formes convulsives, mais aussi à celui de la forme comateuse. Dans le coma consécutif à une hémorrhagie cérébrale, les observations des services de la Salpétrière ont montré que la température, après un abaissement momentané, s'élève au-dessus de la normale jusqu'au moment de la mort ; cette même élévation thermique se rencontre dans le coma consécutif à un ramollissement cérébral, avec cette seule différence qu'elle n'est pas dans ce cas précédée d'une chûte primitive et passagère de la température.

Dans le coma urémique au contraire, l'abaissement de la température est un signe constant et permanent jusqu'à la mort.

La cause et la véritable explication de ces différences nous échappent encore, mais cela ne retranche rien à leur valeur diagnostique, qui est considérable, comme vous le voyez.

L'abaissement de la température est donc un signe constant et qui ne fait jamais défaut chaque fois qu'il y a rétention dans le sang des produits urinaires. A quoi tient alors la variabilité extrême des autres symptômes de l'urémie, qui tantôt consistent en accidents convulsifs, tantôt en phénomènes comateux, ici en du délire, ailleurs du tétanos ; à quoi rapporter, en un mot, la symptomatologie protéiforme de la maladie, qui cependant ne reconnaît qu'une seule et même cause, l'insuffisance de l'élimination urineuse !

Cette variété dans l'expression symptomatique tient sans aucun doute, selon moi, ainsi que M. Hirtz l'a indiqué dans une leçon publiée par M. Kien (*Gaz. Méd.* de Strasbourg 1865, n° 1, p. 15), à des localisations diverses du poison qui porte son action sur telle ou telle partie des centres encéphalo-rachidiens.

Ainsi, les formes convulsives résultent évidemment de l'irritation des diverses portions excito-motrices de l'axe cérébro-spinal. L'éclampsie traduit l'excitation de la moelle allongée ; l'accès tétaniforme celle de la moelle cervicale ;

les convulsions partielles, celle des origines des nerfs qui animent les parties convulsées, les troubles de l'intelligence, le délire témoignent d'une irritation portant sur la surface des hémisphères. Dans la forme dyspnéique c'est l'origine des pneumo-gastriques qui serait atteinte et quand, comme dans les cas curieux que nous avons cités, la respiration est sifflante et la voix rauque, c'est que l'altération intéresse les nerfs laryngés et produit la paralysie ou la contraction des muscles du larynx, comme cela se constate dans les anévrysmes de l'aorte qui excitent ou compriment les nerfs récurrents. Enfin, le coma qui termine habituellement la scène tient à cet épuisement qui succède à l'irritation, loi générale et qui trouve toujours principalement son application dans la pathologie cérébrale. Que si le coma s'établit d'emblée, c'est une preuve que l'excitation est trop énergique et qu'elle épuise tout d'abord et abolit primitivement l'activité des centres nerveux.

Telles sont les hypothèses très-légitimes que l'on peut formuler sur les diverses localisations anatomiques du poison urémique.

Un autre problème s'impose maintenant, plus intéressant encore ; mais il comporte une sérieuse discussion et la solution reste problématique et même inconnue : nous voulons parler de la nature et de la qualité de ce poison, cause première et point de départ des accidents que nous venons de passer en revue. C'est là une dernière étape qui nous reste à parcourir, heureux si dans un sujet si obscur et si controversé nous arrivons, à l'aide de la critique expérimentale et clinique, sinon à élucider, du moins à nettement poser les termes de la question.

Tout d'abord nous nous trouvons en présence de deux théories. La première est celle qui rattache les accidents urémiques à des lésions cérébrales, anatomiquement démontrables. C'est là, si vous voulez me permettre cette assimilation, la doctrine solidiste de l'urémie. Ainsi, Coindet et Odier ont admis l'*hydrencéphalie* comme point de départ de ces accidents. D'après eux l'œdème albuminurique, ambulant de sa nature et qui, dans ses migrations, n'obéit pas uniquement aux lois mécaniques de la pesan-

teur peut aussi se porter sur les enveloppes du cerveau et
déterminer les phénomènes nerveux si complexes de
l'albuminurie. Cette doctrine séduisante a joui d'une longue
faveur et j'ai moi-même longtemps essayé de la défendre
contre la doctrine chimique dite de l'urémie; j'ai dû l'a-
dandonner néanmoins, car je ne tardai pas à m'assurer
qu'elle ne répondait pas à la généralité des cas. En effet
l'épanchement hydrencéphalique manque souvent à l'autopsie. On a bien dit qu'il se résorbait après la mort, mais
c'est là un argument et non pas une preuve. Autre objec-
tion : si l'hydrencéphalie rend compte d'une façon satisfaisante du coma, elle n'explique ni le délire, ni les convulsions. La théorie est donc admissible pour quelques cas,
mais elle ne peut servir de formule générale.

Osborne vint et admit une *arachnitis;* en effet, on a pu
constater quelquefois des traces anatomiques de cette
affection, mais cela n'a été observé que très-exception-
nellement, à l'état de fait isolé, constituant une véritable
complication au même titre que la pneumonie et la pleu-
résie. Sur quatre cent six cas, Frerichs et Rosenstein
n'ont rencontré l'arachnitis que neuf fois. L'explication
d'Osborne doit donc être rejetée quoique l'hypothèse d'une
arachnitis rende compte d'une façon assez satisfaisante
des phénomènes cliniques, la période inflammatoire s'ac-
compagnant de convulsions et le coma pouvant être ratta-
ché à l'épanchement consécutif.

Traube émet une opinion qui se rapproche de celle de
Coindet et Odier; pour lui, les accidents sont dus à un
œdème du cerveau produisant par compression l'anémie
cérébrale. Cette modification de la théorie de l'hydrencéphalie comporte les mêmes objections : l'anémie cérébrale rend bien compte du coma, mais elle explique plus
difficilement les convulsions et le délire. Elle non plus ne
nous donne pas la formule générale que nous cherchons.

Quand les nerfs vaso-moteurs ont apparu comme dé-
couverte physiologique, ils ont dû nécessairement être mis
en jeu dans la question qui nous occupe. C'est encore
Traube qui les fit intervenir et qui supposa une excitation vaso-motrice amenant la contracture des vaisseaux

de l'encéphale et l'anémie de cet organe. Mon collègue et ami M. le professeur G. Sée a partagé cette manière de voir. L'hypothèse est sans doute ingénieuse, mais ce n'est qu'une hypothèse et il nous faut des faits ; il ne suffit pas d'invoquer une action vaso-motrice, il faut la montrer, et, dans le cas spécial, c'est ce que personne n'a encore pu faire.

Vous le voyez, Messieurs, aucune des théories anatomiques émises ne nous donne la clef des faits cliniques ; aussi n'a-t-on pas tardé à chercher ailleurs ; de là les théories *chimiques* qu'il nous faut maintenant exposer et discuter.

Bostock est le premier qui dans ce cas ait signalé comme un fait important la présence d'un excès d'urée dans le sang. Christison, en 1829, vérifia ce fait et Wilson, en 1833, (*London Med. Gaz.* article sur la mort subite dans ses rapports avec la maladie de Bright) créa le mot et l'entité morbide d'*urémie*. Pour lui, l'excès d'urée dans le sang était la cause des phénomènes nerveux que l'on constate dans l'albuminurie, et cette vue humorale fut acceptée par Addison, en 1839, et depuis par Rayer.

Le terrain avait été préparé par les fameuses expériences de Prévost et Dumas, qui, les premiers, établirent que l'urée préexiste dans le sang ; qu'elle filtre simplement à travers le rein et qu'elle s'accumule dans le sang à la suite de la néphrotomie.

Cl. Bernard et Barreswill reprirent ces expériences et arrivèrent aux mêmes conclusions ; ils montrèrent en outre que chez les animaux néphrotomisés l'urée s'élimine par l'estomac et par l'intestin sous-forme de carbonate d'ammoniaque. Dans une thèse très-remarquable, M. Picard (de Strasbourg) prouva une nouvelle fois que le rein est un simple filtre en ce qui concerne l'urée ; il montra en effet que le sang de l'artère rénale contient 0,04 0/0 d'urée, tandis que celui de la veine émulgente n'en contient que 0,02 0/0.

Il est vrai que dans ces derniers temps, Zalesky et quelques autres élèves de Hoppe-Seyler ont essayé de démontrer que le rein servait non-seulement à la filtration mais aussi à la formation, à la sécrétion de l'urée. Dans la même direction M. Muron dit avoir constaté (1), dans les tubuli rénaux de certains animaux, la présence de cellules sécrétoires. Ce fait histologique demande des recherches de contrôle; quant à l'assertion de Zalesky, les expériences si précises de M. Gréhant en ont démontré la fausseté.

L'urée *préexiste* donc dans le sang; le fait est vrai et nous devons l'accepter comme tel. L'urée peut augmenter dans le sang et s'y accumuler; mais l'accumulation de cette substance est-elle là cause des accidents dont il s'agit, là est la question véritable.

W. Hammond, en 1852 et de rechef en 1861, a soutenu cette manière de voir, et a cherché à l'étayer par ses expériences. Mais Stannius, Frerichs, Oppler, Hoppe et Pétroff ont montré que cette substance pouvait être injectée dans le sang sans effet toxique. Ainsi que l'a fait voir Gallois, il en faut introduire jusqu'à 20 grammes dans l'estomac du lapin pour provoquer des accidents. Wieger, Schottin, Bright, Christison, Nees ont pareillement constaté que l'urée peut exister en quantité assez forte dans le sang sans causer la mort.

Nous même, en commun avec notre chef de laboratoire, M. H. Liouville, nous avons repris expérimentalement la question et voici ce que nous avons constaté:

1re Expérience. « Le 5 mars, à 4 h. 40, nous injectons
» dans la jugulaire droite d'un lapin 2 grammes d'une
» solution de 20 grammes d'urée dans 35 grammes d'eau,
» soit 1 gr. 20 d'urée environ. L'animal resta blotti,
» inerte pendant quelque temps, puis tomba sur le côté
» droit; à 7 h. 34, il éprouva une violente attaque téta-
» nique, précédée et suivie de quelques convulsions cloni-
» ques; la mort avait lieu à 7 h. 30. Le poids de l'animal
» était de 2,200 grammes; son sang, évalué au 1/13e du
» poids total, était de 169 grammes. Ce sang renfermait
» 1 gr. 20 d'urée, soit 1 0/0. » Or, la plus forte proportion

---

(1) Comptes-rendus. *Société de Biologie*, 1872.

qu'on ait jamais trouvée chez l'homme a été de 8 pour mille.

Donc les effets déterminés par cette dose massive d'urée n'ont rien à voir avec ce qui peut exister chez l'homme malade.

Il y a mieux : « Le 9 mars, à 5 heures du soir, nous » avons injecté dans la jugulaire droite d'un lapin 10 gr. » de la même solution, soit 6 grammes d'urée, et nous » n'observâmes qu'un peu d'agitation ; le lendemain, 10 » mars l'animal était très-vif et alerte quand il fut sacrifié » pour une autre expérience. »

Ces faits prouvent que des doses d'urée, considérables, surtout par rapport à celles que l'on rencontre dans ces cas de maladie spéciale et mortelle chez l'homme, ne tuent point.

Hammond a obtenu des résultats peut être différents pour les proportions et a insisté sur la présence des reins sains et permettant l'élimination de la substance injectée. Aussi avait-il soin de préalablement néphrotomiser les animaux. Mais c'est là une grave mutilation et qui complique singulièrement les conditions de l'expérience. Nous aussi, nous avons pratiqué cette opération au laboratoire de l'Hôtel-Dieu sur deux lapins ; l'un est mort une heure après et si on lui avait injecté de l'urée, on aurait pu, comme Hammond, rapporter la mort à l'empoisonnement urémique ; le second a succombé le lendeman. Le problème devient, on le voit, très-complexe apès de semblables traumatismes et ne prouve plus rien pour l'urée.

Nos expériences établissent donc une nouvelle fois l'innocuité de la présence de doses même considérables, *d'urée dans le sang*. Ce sont des faits de ce genre qui ont amené Frerichs, en 1851, à formuler sa fameuse théorie de l'empoisonnement par le carbonate d'ammoniaque. J'omets à dessein la théorie de Bence Jones qui invoquait la présence dans le sang de l'acide oxalique, présence qui n'a été nullement démontrée et qui du reste a donné naissance à des symptômes différents.

Pour Frerichs, l'urée retenue rencontrerait dans le sang un *ferment* spécial qui la convertirait en carbonate d'ammoniaque. Personne, jusqu'ici, n'a pu voir ni montrer ce ferment et les preuves qu'invoque Frerichs, telles que la coloration violette du sang, la présence de carbonate d'ammoniaque dans les vomissements, dans les selles et dans l'air expiré, ces preuves sont discutables quant à leur valeur et à leur existence même.

En 1860, Treitz et Jaksch ont modifié la théorie ; ce n'est pas dans le sang, mais dans l'intestin que l'urée se transformerait en carbonate d'ammoniaque, forme sous laquelle elle serait résorbée et rentrerait dans le sang. Là aussi, rien de bien limpide. La présence de l'ammoniaque dans le sang, constamment invoquée, n'a pas grande valeur. En effet, Dumas, Picard, Cl. Bernard et surtout Richardson ont démontré que ce corps existait normalement dans le sang, quoiqu'en très-faible quantité, et Rosenstein fait remarquer que dans les cas d'urémie, cette quantité déterminée à l'aide du réactif très-fidèle de Nessler, n'est pas sensiblement augmentée.

Ainsi que beaucoup d'observateurs, nous avons vainement cherché à constater dans l'air expiré, la présence du carbonate d'ammoniaque, soit à l'aide de la baguette de verre mouillée d'acide chlorhydrique, soit à l'aide du papier d'hématoxyline que l'ammoniaque fait bleuir. Du reste, ces réactions quand elles se manifestent, peuvent parfaitement tenir à des produits ammoniacaux provenant des dents et des follicules de la gorge.

L'expérimentation, elle non plus, sachez-le bien, Messieurs, ne donne rien de décisif. Frerichs a injecté chez le chien 1 et 2 grammes de carbonate d'ammoniaque et a obtenu des convulsions, mais ces doses sont trop fortes et ne prouvent rien pour l'interprétation pathologique que nous poursuivons.

Ici aussi, nous avons eu recours à des expériences de contrôle. Nous avons injecté à des grenouilles sous la peau, 25 milligrammes d'une solution de carbonate d'ammoniaque ; peu après l'animal devient inquiet, il s'agite, présente des convulsions cloniques, puis tétaniques et meurt au bout de 20 à 30 minutes. Voici l'expérience que nous répétons sous vos yeux : vous voyez cette grenouille en pleine raideur tétanique, si bien qu'on peut la soulever tout d'une pièce par l'une de ses extrémités ; elle a reçu sous la peau une injection de 10 milligrammes de carbonate d'ammoniaque.

Nous faisons la même tentative sur le cobaye ; la dose du poison nécessaire pour obtenir des convulsions est de 0 gr. 50 ; chez le lapin, pour déterminer les mêmes effets il faut aller jusqu'à 1 gr. 50 et 2 gr. ; ce sont là des doses moyennes, presque limites (1). Le poids et la résistance vitale différant chez ces animaux les font naturellement un peu varier.

Du reste les phénomènes que vous présentent ces animaux ne sont pas la reproduction de tous les accidents urémiques habituels ; ce sont surtout des convulsions épileptiformes et tétaniformes avec un notable abaissement de la température, que nous avons toujours relevé avec M. Liouville, même immédiatement après les plus violentes secousses convulsives. Nous reviendrons du reste sur ce point spécial (2). Mais ici la dose du poison est énorme et beaucoup plus élevée en proportion de ce qui peut exister chez l'homme. En effet, M. Rosenstein remarque qu'en comparant le poids et le volume du corps de l'homme à ceux des animaux en expérience, c'est 20 à 30 grammes de carbonate d'ammoniaque qu'il faudrait injecter chez l'homme pour produire des accidents de cette sorte. Si de telles quantités existaient dans le sang de nos malades, l'analyse chimique les révèlerait avec la plus grande facilité ; or, vous le savez, c'est à peine si elle décèle des traces d'ammoniaque dans le sang de ceux qui succombent à ce qu'on appelle les accidents urémiques.

Ainsi je me vois amené, à mon tour, à rejeter l'hypothèse de Frerichs qui attribue les symptômes produits à la conversion de l'urée en carbonate d'ammoniaque. Vous voyez en effet que les accidents provoqués par ce poison sont différents (le coma fait défaut) ; les doses le sont encore davantage, de grandes quantités de carbonate d'ammoniaque étant nécessaires pour la réussite de l'expérience,

---

(1) *Société de Biologie, 1873.* Communication de MM. Béhier et Liouville.
(2) Voir *Société de biologie* et *Gazette médicale* (1873).

tandis qu'on n'en constate que des traces dans le sang des malades, et de plus faibles quantités encore dans l'air expiré (1).

Un autre point nous reste à mentionner; je vous ai dit que les accidents de l'urémie ou mieux de l'empoisonnement urineux se manifestent quand l'élimination de l'urine ou son excrétion sont empêchées. En 1860, Jaksch a établi à ce sujet une distinction importante. Il a montré que les troubles survenus dans la sécrétion ou filtration urinaire, ou *urémie* proprement dite, s'accompagnent d'autres symptômes que ceux que présente la résorption de l'urine après transformation ammoniacale. C'est à ce dernier ordre de faits qu'il a appliqué la dénomination d'*ammoniémie*. Dans le parallèle qu'il établit entre l'ammoniémie et l'urémie proprement dite, il insiste surtout sur l'odeur ammoniacale dégagée par l'urine et par le malade dans le premier cas, odeur qui fait défaut dans l urémie brightique ; dans l'ammoniémie, il y a des frissons répétés, ils manquent dans l'urémie absolument ; les vomissements sont constants dans l'ammoniémie ; dans l'urémie, ils peuvent faire défaut.

Ce tableau différentiel de Jaksch a été reproduit, en 1868, par M. le professeur G. Sée ; seulement, mon honorable collègue conteste l'existence de la diarrhée et des vomissements dans l'ammoniémie et attribue ces deux symptômes exclusivement à l'urémie.

Quoiqu'il en soit de cette distinction, assez fondée en clinique, elle prouve une fois de plus l'insuffisance de la théorie de Frerichs, puisque, cliniquement comme expérimentalement, l'empoisonnement par les produits ammoniacaux diffère de l'empoisonnement urémique.

---

(1) A l'aide du réactif de Nessler. — On fait dissoudre deux grammes d'iodure de potassium dans cinq grammes d'eau distillée. On ajoute ensuite de l'iodure de mercure jusqu'à ce que la solution iodurée ne veuille plus en dissoudre. On laisse en repos pendant 25 heures. Au bout de ce temps, on ajoute trente grammes de potasse caustique liquide et on filtre à l'abri d'émanations ammoniacales. On essaie alors le réactif avec de l'acide sulfurique ne contenant aucune trace d'ammoniaque. S'il y a quelques traces d'ammoniaque, on a un précipité jaune pâle ; si l'ammoniaque est en grande quantité on a un précipité brun d'iodure ammonio-mercurique.

Enfin, il existe des faits, rares il est vrai, mais bien observés, où les phénomènes dits urémiques se sont développés chez des sujets dont l'urine des 24 heures contenait une quantité normale et même exagérée d'urée, (27 gr. 3 dans le cas de Parkes, 26 gr. 8 dans celui de Schottin, et même 40 gr. 2 dans celui de Mossler). La rétention de l'urée et sa transformation en produits ammoniacaux ne pouvaient certes pas être invoquées dans ces cas, comme cause des accidents observés, puisqu'elle était éliminée librement et même abondamment par les urines.

Ce furent des faits de cette nature qui conduisirent Scherer, Hoppe et Oppler à attribuer les symptômes que nous étudions, non pas à la rétention de l'urée, mais à la présence de produits d'oxydations inférieurs, à la créatine, la créatinine, la leucine et aux matières encore indéterminées et confondues sous le nom de *matières extractives*. Oppler a trouvé ces substances accumulées dans les liquides de l'organisme et jusque dans les muscles ; plus récemment, notre regretté Chalvet avait fait connaître sur ce point des résultats encourageants. Il a constaté que dans ces états improprement appelés urémiques, la proportion d'urée dans le sang, loin d'être augmentée, est abaissée notablement ; nouvelle preuve de la fausseté de la théorie de Wilson et d'Hammond. Pierre Chalvet voyait dans la présence de ces matières extractives un indice de la diminution des combustions organiques, insuffisantes pour transformer les déchets en urée et donnant naissance à des produits intermédiaires. Cette donnée devient surtout intéressante si on la rapproche d'un autre fait clinique fort intéressant à savoir, *l'abaissement correspondant de la température observée.*

Dans les *expériences d'injection d'urée* ou de *carbonate d'ammoniaque* chez les animaux, faites à notre laboratoire, nous avons avec M. Liouville noté un *abaissement de température* provoqué constamment par cet empoisonnement. Nous opérions sur des lapins et sur des cobayes. Nous n'avons pas répété ces expériences sur le chien. Ainsi, par exemple, chez un cobaye à qui nous fîmes une injection de 0 gr. 50 de carbonate d'ammoniaque dans le tissu cellulaire du dos, le 2 mars à 6 h. 10, la température rectale, avant l'injection était de 39°,2. Les convulsions commencèrent à 6 h. 22 et la mort avait lieu 6 h. 25 du soir. La température à ce moment était tombée à 36°,9, elle présentait donc un abaissement de 2°,3.

Chez un autre cobaye observé avec grand soin et qui reçut une semblable injection de la même dose le 8 mars, à 10 h. 26, la température rectale était avant l'expérience de 40°,4. A 10 h. 39, au moment de la mort survenue avec la même forme d'accidents, elle était tombée à 38°,8 après avoir présenté une ligne descendante continue.

De même, chez un lapin pesant 2,500 grammes, auquel le 13 mars on a injecté à 4 h. 40 du soir, 2 grammes de carbonate d'ammoniaque (1 0/0 de la quantité totale du sang) la température rectale marquait 40° avant l'opération ; à 4 h. 55, au moment de l'attaque tétanique, elle était de 39°,3 ; les convulsions persistant, elle descendit à 38°,5, à 5 h. 45 l'animal revenait à lui tout en continuant à présenter des convulsions et une température de 36°,8. Enfin, à 6 h. 45, après une forte émission d'urine, la température rectale marquait 35°,8. A 8 heures, le lapin circulait avec assez d'ativité, se défendait bien et la température était remontée à 38°,6.

Ces faits expérimentaux répondent donc parfaitement aux faits cliniques mis en lumière par MM. Bourneville et Charcot, et qu'avec un certain nombre de cliniciens nous avons déjà contrôlés à plusieurs reprises (1).

De plus, ces faits répondent à la manière de voir de Chalvet. Il pensait que les substances injectées empêchent les combustions organiques, mais, il faut bien le reconnaître, cette analogie ne sert pas encore à éclaircir la pathogénie des accidents urémiques.

Hammond avait émis cette assertion que l'urine en nature constituait un poison énergique, plus violent que l'urée ou que le carbonate d'ammoniaque. Une expérience que nous avons instituée ne confirme point cette opinion. Le 10

---

(1) Voir : Communication à *la Société Anatomique*, par MM. Béhier et Liouville, (*Bulletin*, 1873) ; et *Mouvement Médical.*, 1875.

mars 1873, nous injectons à un lapin 5 centimètres cubes d'urine d'un lapin mort la veille. Il supporta très-bien cette opération, et sans abaissement notable de la tempépature. Ce n'est là qu'une expérience isolée, qui prouve bien que les effets toxiques ne sont pas aussi violents que le prétend Hammond.

En résumé, il est constant que la non-filtration de l'urine (néphrite, maladie de Bright, etc.) produit certains accidents appelés urémiques ; ces mêmes accidents, avec quelques variantes, entre autres l'absence de l'œdème, se retrouvent dans les troubles de l'excrétion et dans la résorption de l'urine (cystite, rétrécissements de l'urèthre, etc).

Mais, parmi les matériaux qui entrent dans la composition de l'urine, quelle est la substance qu'il faut incréminer ? c'est là ce qu'il est encore impossible de déterminer, non plus que la lésion anatomique que cet agent ou ces agents (s'ils sont multiples) provoquent dans les centres nerveux.

Vous voyez, Messieurs, que la question est loin encore d'être épuisée, et, ce que j'ai surtout tenu à dégager devant vous, c'est précisément la complexité et l'obscurité de cette étude. Nous ne devons vous dissimuler ni vous atténuer les difficultés de la science. Il est un certain ordre de questions qui ne comportent pas actuellement une précision absolue et ne sauraient l'acquérir qu'au détriment de la vérité et de la réalité des faits ; l'urémie est de ce nombre. La notion d'un trouble apporté à la filtration urinaire suffit pour la compréhension générale du processus urémique et est définitivement acquise. Vouloir aller au-delà et préciser davantage, ce serait violenter les faits, ce serait introduire dans le problème une clarté illusoire et qui servirait plutôt à vous égarer qu'à vous guider.

VERSAILLES. — CERF ET FILS, RUE DU PLESSIS, 59.

BUREAUX : 6, rue des Écoles

LE PROGRÈS MÉDICAL

JOURNAL DE MÉDECINE, DE CHIRURGIE ET DE PHARMACIE

Rédacteur en chef : **BOURNEVILLE**

Paraissant tous les samedis par cahier de 12 pages in-4°
compacte sur 2 colonnes.

Un an, 16 fr. — 6 mois, 8 fr.

On trouve aux *Bureaux* (de midi à quatre heures) les ouvrages
suivants :

CHARCOT (J. M.). Leçons sur les maladies du système ner-
veux faites à la Salpétrière, recueillies et publiées par BOUR-
NEVILLE. 2e série : Des anomalies de l'ataxie locomotrice.
In-8° de 72 pages avec 5 figures dans le texte et une planche
en chromo-lithographie, **2** francs. Pour les abonnés du *Progrès
Médical*, 1 fr. 15 c.

THAON (L.). Recherches sur l'anatomie pathologique de la
tuberculose. Grand in-8° de 112 pages, avec 2 planches en
chromo-lithographie, 3 fr. 50.

VERSAILLES. — IMPRIMERIE CERF ET FILS, 59, RUE DU PLESSIS.